Von OPC bis Zeolith

Nahrungsergänzungsmittel bewusst gewählt

Für Ihre Gesundheit und ein langes Leben voller Energie und Freude!

Autor – Jeanette Rocksteyn

Inhalt

Vorwort

Nahrungsmittelergänzungen gibt es in Hülle und Fülle und sind zum dem auch in jeder Drogerie oder Supermarkt erhältlich. Sie dienen dazu, unseren Körper mit einer erhöhten Dosis eines essenziellen Stoffes zu versorgen. Besonders wird dabei an den Stoffwechsel gedacht, der bei vielen Menschen, einfach gesagt, unterversorgt ist.

Dazu sollten wir aber wissen, dass Nahrungsmittelergänzungen in einem Bereich sind, der sich zwischen Lebensmittel und Medikament befindet und auch nur von Geschäften verkauft werden darf, wenn das Personal entsprechend geschult ist. Daher können wir uns sogar ausgiebig über die Anwendung beraten lassen.

Dabei finden wir die Nahrungsergänzungsmittel in Pulverform, Kapseln oder in Flüssigkeiten und sie sollen ausschließlich zur Unterstützung genutzt werden. Aber dazu werden wir später noch mehr lesen!

Da Nahrungsergänzungsmittel, streng genommen, eher zu den Lebensmitteln gehören, wirken sie natürlich auch anders als Medikamente, da sie keine pharmakologische Wirkung aufweisen. Daher werden diese Ergänzungsmittel weder Qualitätskontrollen, Sicherungsprozesse oder Test durchlaufen, sondern können ausschließlich mit korrekten Inhaltsstoffangaben verkauft werden. Aber natürlich möchten wir niemanden Angst machen oder davor warnen, sich Ergänzungsmitteln zu nähern! Denn richtig angewendet und mit etwas Hintergrunds Wissen, können diese Mittel für ein angenehmeres und auch schöneres Leben sorgen. Wir möchten allerdings noch erwähnen, dass Ergänzungsmittel nicht zwangsläufig eingenommen werden müssen, sofern wir eine ausgewogene und gesunde

Ernährung nutzen, da die uns in der
Regel mit allen wichtigen Nährstoffen
ausreichend versorgt.
Trotzdem kann eine vorrübergehende
Einnahme bei einer gezielten
Mangelerscheinung genutzt werden.

In diesem Buch werden wir uns aber
nicht nur mit
Nahrungsergänzungsmitteln befassen,
sondern auch verschiedenen
Stoffwechselprozesse genauer
anschauen und welche Nährstoffe in
unserem Körper für bestimmte Effekte
verantwortlich sind.

Essenzielle Nährstoffe

Als erstes ist es wichtig zu wissen, was
überhaupt essenzielle Nährstoffe sind.
Diese sind, vereinfacht ausgedrückt,
chemische Elemente, die für unseren
Körper lebensnotwendig sind. Durch
diese Stoffe kann unser Körper und
Organismus reibungslos funktionieren.
Etwa wie das Öl in einem Uhrwerk.

Bis auf sehr wenige Nährstoffe kann
unser Körper diese nicht selbst
produzieren, sodass wir in der Regel
durch Lebensmittel an diese Stoffe
herankommen müssen. Daher besagt
die gesunde Ernährung, dass diese
vielseitig, bunt, aber auch Nährstoffreich
sein soll.

Zu den essenziellen Nährstoffen
gehören:

- Aminosäuren,
- Fettsäuren,
- Mineralstoffe und

- Vitamine.

Aminosäuren

Aminosäuren sind die Bausteine des Lebens. Denn sie sind die Grundlage von Proteinen. Dazu gehören rund 20 Aminosäuren, die wir nutzen können, um daraus rund 50.000 Proteine zu bilden. Doch von diesen 20, sind lediglich 8 für uns essenziell. Diese müssen wir durch Nahrung und Lebensmittel zu uns nehmen, damit die Proteine entsprechend arbeiten können. Die restlichen 12 nicht essenziellen Aminosäuren kann unser Körper von sich aus produzieren. Besonders eiweißhaltige Lebensmittel sorgen für einen entsprechenden Ausgleich von Mangelerscheinungen. Aminosäuren benötigen wir für die Zell- und Gewebebildung, aber auch für die Hormonbildung, Enzymbildung und für die Bildung von Antikörpern.

Fettsäuren

Als Makronährstoff bilden Fettsäuren die Basis für Hormone und helfen uns dabei Vitamine zu verwerten. Bei der Einnahme von Fettsäuren ist es vor allem wichtig darauf zu achten, um welche Fettsäuren es sich handelt. Denn hierbei unterscheiden wir zwischen den gesättigten, ungesättigten und mehrfach ungesättigten Fettsäuren. Die bekanntesten, und auch wichtigsten Fettsäuren, die wir benötigen sind Omega 3 und Omega 6. Diese sind zum anderen auch essenziell. Omega 6 nehmen wir durch unsere Nahrung in genügender Menge zu uns. Omega 3 hingegen müssen wir oft noch zusätzlich ergänzen. Das Idealverhältnis beträgt hier zwischen 1:1 und 5:1.

Vitamine

Vitamine sind für uns ebenso wichtig, wie alltäglich, sodass wir eigentlich überall damit konfrontiert werden. Dabei geht es nicht nur darum, dass Vitamine für unser Immunsystem wichtig sind, sondern dass sie weit gefächert sind. Denn Vitamine werden in zwei Gruppen aufgeteilt: Wasserlösliche und fettlösliche Vitamine. Diese werden danach unterschieden, dass wasserlösliche Vitamine (wie z.B die B-Gruppen und Vitamin C) nicht vom Körper gespeichert werden können. Die fettlöslichen Vitamine (A, D, E und K) können hingegen in der Leber gespeichert werden. Dadurch kann der Körper immer wieder bei Bedarf darauf zurückgreifen, dennoch müssen die Reserven regelmäßig aufgefüllt werden. Die Vitamingruppen sorgen für unser Wachstum, unsere Vitalität und für unser allgemeines Wohlbefinden. Außerdem profitiert unser Stoffwechsel von der Zufuhr von Vitaminen.

Wann benötigt man Nahrungsmittelergänzun gen?

Nahrungsergänzungsmittel sollten wir nur einnehmen, wenn ein akuter Mangel vorliegt. Und auch hier sollte die Einnahme nur solange andauern, bis der Mangel ausgeglichen ist bzw. sollte es vom Arzt verschrieben worden sein, nach dessen Anweisung.

Zum einen kann der Körper nur eine bestimmte Anzahl von Nährstoffen gleichzeitig aufnehmen. Die restlichen Nährstoffe werden vom Körper ausgeschieden, da der Körper nur das nimmt, was er benötigt. Zum anderen werden Ergänzungen oft in sehr wenig Wasser aufgelöst und somit hochdosiert aufgenommen. Nun muss man sich allerdings anschauen, dass die empfohlene Dosis der Ergänzungsmittel sich auf eine gesunde und ausgewogene Ernährung beziehen, was auch miteinschließt, dass wir rund 2 Liter Wasser am Tag trinken. Dies ist allerdings des Öfteren nicht die Regel, sodass unser Körper die entsprechende Wassermenge vollständig aufnimmt, die mit der Nahrungsergänzung gesättigt ist.

Leider ist nur den wenigsten Leuten bekannt, dass Nahrungsergänzungsmittel sogar auf Dauer schädlich sein können und von daher nur über einen geringen Zeitraum zur Ergänzung und nicht zum vollständigen Ausgleich eines Mangels genutzt werden sollten. Das bedeutet: Liegt ein akuter Mangel vor, sollte hier die Ernährung entsprechend angepasst werden und bis zur vollständigen Umstellung können dann Ergänzungsmittel den Mangel überbrücken.

Zudem sollte man nicht allein durch Internetrecherche auf einen Mangel schließen, da dadurch ernsthafte Krankheiten übersehen werden können.

Mangelerscheinungen sollten grundsätzlich immer ärztlich abgeklärt werden. Durch ein Blutbild kann der Arzt entsprechend Krankheiten ausschließen oder eben Nahrungsmittel als Alternative verordnen. Diese müssen nicht zwingend aus der Apotheke kommen, sondern können auch aus dem normalen Handel bezogen werden. Hier ist es aber auch noch relevant, dass verschiedene Hersteller eine andere Dosierung empfehlen.

Nebenwirkungen von Ergänzungsmitteln

Wie bereits erwähnt, können Nahrungsergänzungsmittel auch Nebenwirkungen mit sich bringen, wenn sie falsch angewendet oder zu hoch dosiert werden. Diese können sich auf verschiedene Art und Weise zeigen und den Körper auf unterschiedlichste Art schaden.

So können Antioxydantien, wie sie in Vitamin E, Betacarotin und Selen zu finden sind, Darmprobleme wie Blähungen, Durchfall und Verstopfungen hervorrufen.
Bei sehr großen Mengen von Vitamin A und C wurde bereits Juckreiz aufgelistet, zu dem kann Vitamin A bei unreiner Haut zusätzliche Pickelbildung fördern.
Magnesium kann durchaus ernsthafte Folgen mit sich bringen, wenn die Dosierung zu hoch ist. Dabei können

neben Magen-Darmstörungen auch Erbrechen und Übelkeit hinzu kommen.

In der Regel reagiert der Körper selbst sehr schnell bei einer Überdosierung indem er versucht, diese schnellstmöglich aus dem Körper zu transportieren. Die schlimmsten Folgen können sich aber auf Leber und Nieren auswirken, wenn die Symptome bzw. Nebenwirkungen konstant ignoriert werden.

Insbesondere sollte darauf geachtet werden, ob verschiedene Präparate auf der roten Liste zu finden sind. Diese führt nicht nur die wichtigsten Informationen zu einem Medikament oder NEM (Nahrungsergänzungsmittel) auf, sondern zeigt zudem auch die Einnahmeempfehlung und dessen Nebenwirkungen an.
Besonders bei Präparaten aus dem Ausland sollte Vorsicht geboten sein, da sie nicht den hygienischen Standards entsprechen und hier auch nicht

unbedingt klar ist, welche sonstigen
Stoffe hinzugefügt wurden.

Freie Radikale und Antioxidantien

Immer wieder hören wir, dass Nährstoffe gegen freie Radikale wirken. Doch Was genau sind freie Radikale eigentlich? Freie Radikale sind Stoffwechselprodukte, die unserem Körper schaden. Da sie sehr reaktionsfreudig sind, kann daher schlecht vorhergesagt werden, wie sie sich in unserem Körper verhalten. Darunter fallen Superoxid, Wasserstoffperoxid und organische Hydroperoxide. Aber auch Entzündungen im Körper sowie Umwelteinflüsse wie Zigarettenrauch, Bestrahlung, Ozoneinwirkung oder die Einnahme von verschiedenen Medikamenten können freie Radikale freisetzen.

Das Gefährliche an freien Radikalen ist einfach gesagt: Sie schädigen unsere zellulären Struktur und spielen eine Rolle bei verschiedenen Krankheiten wie Rheuma, Krebs oder Arterienverkalkungen. Da unser Körper ein komplexer Organismus ist, ist er in der Lage freie Radikale bis zu einem bestimmten Punkt selbst zu entgiften. Dabei ist es vor allem wichtig sich gesund und ausgewogen zu ernähren. Salat, eine Vielzahl an Vitaminen wie A, C und E sowie Selen und Zink sind dabei wichtig, den freien radikalen entgegen zu wirken. Aber auch sekundäre Pflanzstoffe wie Sulfide, Polyphenole und Phytoöstrogene, spielen eine Rolle als Antioxidantien. Dabei sind freie Radikale nicht unbedingt „die Bösen", da diese Bakterien und Krebszellen bekämpfen oder dessen Entstehung unterdrücken. Daher können freie Radikale durchaus, in geringen Mengen, sehr sinnvoll sein. Hier bedeutet es ganz klar, dass es von der Menge der freien Radikale, die zum Beispiel durch das Einatmen von Nikotin explosionsartig ausgeschüttet werden, abhängig ist, ob sie schädlich sind.

Wie bereits erwähnt können
verschiedene Arten von Antioxidantien
die freien Radikale mindern, dämmen
und binden. Obst, Gemüse, Getreide,
aber auch Kaffee, grüner Tee, Kakao
und Rotwein besitzen eine hohe Anzahl
von verschiedenen Antioxidantien.
Besonders bei Getreide ist aber darauf
zu achten, dass es sich hierbei um das
volle Korn handelt, da sich in den
Randschichten die meisten
Antioxidantien befinden.
Besonders Selen ist ein sehr effektives
Antioxidans. Es fängt aggressive und
zellschädigende freie Radikale ein.

OPC – Traubenkernextrakt

Was ist OPC?

OPC wird auch Traubenkernextrakt genannt und gehört zu den Antioxidantien. Das bedeutet, OPC fängt freie Radikale im Körper ein, die unter anderem für Zellschäden verantwortlich sind. OPC wurde von der europäischen Kommission, sowohl in natürlicher als auch synthetischer Form, als Ergänzungsmittel zugelassen, sodass die Einnahme von OPC als unbedenklich gilt.

OPC wird Krebspatienten als **Begleitmedikament** verwendet, was sich als positive Unterstützung in der Krebstherapie erwiesen hat. Dennoch sollte Traubenkernextrakt nicht ohne vorherige Absprache mit einem Arzt eingenommen werden und auch nicht als alleiniges Medikament genutzt werden.

Leider gibt es noch keine fundierten Studien wie sich OPC auf den Körper auswirkt, dennoch arbeitet die Forschung intensiv daran, da OPC nachgewiesener Maßen viele positive Eigenschaften besitzt. OPC ist ein vielseitiges, pflanzliches Mittel, welches sich positiv auf die Blutgefäße auswirkt, da diese durch OPC erweitert werden und somit den Blutdruck senken können.

Als Kapseln oder als Pulver ist OPC sowohl in reiner Form als auch in Kombination mit Vitamin C, Vitamin K, Vitamin B12 oder meist mit MSM angereichert erhältlich, was dieses Ergänzungsmittel zudem auch verträglicher macht.

Wozu wird es genutzt und welche Wirkung besitzt es?

Wie bereits erwähnt, besitzt OPC die Eigenschaft die Gefäße zu erweitern und dadurch den Blutdruck leicht zu senken. Zeitgleich wird die Durchblutung verbessert, Gefäße werden repariert und können sich dadurch wieder an Kollagen und Elastin binden. Dadurch besitzt OPC auch die Eigenschaft, dass die Hautzellen erneuert werden, wodurch es auch den Ruf eines Anti-Aging-Mittels hat. Hinzu kommt, dass der Wundheilungsprozess gefördert und unterstützt wird.

Durch die Bindung von freien Radikalen können zudem auch Schäden durch die Sonne gemindert oder gar vollständig verhindert werden. Da sich OPC positiv auf die Haut auswirkt, können sogar Krankheiten wie Neurodermitis und Schuppenflechte gemildert werden, sofern OPC als Begleitmittel zur Therapie genutzt wird.

Aber auch Alzheimerpatienten, Personen mit grauem Star oder einem schwachen Immunsystem zeigten positive Fortschritte durch die Einnahme von OPC. Durch diverse Studien zeigte sich, dass OPC den Histamin Spiegel beeinflusst, wodurch der Botenstoff L Histamin-Decarboxylase gehemmt wird. Das bedeutet: Wir sind durch die Einnahme von OPC in der Lage mit Allergien besser umzugehen und reagieren weniger stark auf Tier,- Nahrungsmittel,- Gräser,- und Kontaktallergien.

Aber OPC kann noch viel mehr:

- Es wirkt stressmindernd, da es den Adrenalinspiegel senkt
- Unterstützt das Gedächtnis
- Kann den Magen schützen und verbessert das Reizdarmsyndrom
- Lindert Entzündungen
- Mildert Symptome bei Osteoporose und rheumatoider Arthritis

- Lindert Asthma und Lungenentzündungen
- Besitzt antibakterielle Eigenschaften
- Reduziert Schwellungen
- Verhindert Herzbeschwerden, die durch Diabetes hervorgerufen wurden

Welche Nebenwirkungen sind möglich?

Durch seine starke Wirkung kann es leider auch zu Nebenwirkungen kommen. Daher sollte Traubenkernextrakt nicht eingenommen werden, wenn eine Allergie auf Trauben besteht. Ebenso sollte die Einnahme von Milch- und Milchprodukte zusammen mit OPC vermieden werden.

Da dieses Ergänzungsmittel eine blutverdünnende Wirkung besitzt, sollte auf jeden Fall ein Arzt konsultiert

werden, wenn bereits Medikamente
dafür eingenommen werden.
Sollte eine Leukämieerkrankung
vorliegen, so sollte auf OPC verzichtet
werden, da OPC die Wirkung von
Vitamin C verstärkt.

Vitamin C

In der Regel wird unser Vitaminbedarf durch Obst und Gemüse gedeckt, sofern wir sie regelmäßig essen. Dabei reichen schon geringe Mengen, um diesen Bedarf zu decken bzw. komplett auszugleichen. Leider konnte bis jetzt keine Studie nachweisen, dass sich Vitamin C positiv auf Erkältungskrankheiten auswirkt. Allerdings trägt Vitamin C dazu bei unser Immunsystem zu stabilisieren, die normale Funktion der Blutgefäße zu unterstützen und sorgt auch für eine stabile Psyche.

Unsere Zellen werden durch Vitamin C vor Stress geschützt und es verringert auch gleichzeitig Erschöpfung und Müdigkeit. Fälschlicherweise werden Erkältungspräparate mit Vitamin C beworben, was allerdings keine erkennbare Wirkung auf unseren Körper hat. Allerdings kann Vitamin C uns, bei einem Mangel, davor bewahren

überhaupt krank zu werden. Vitamin C
ist in fast allen tierischen und
pflanzlichen Produkten zu finden, sodass
der Tagesbedarf bei einer
ausgewogenen Ernährung automatisch
gedeckt ist.

Gesund sein und bleiben durch Vitamin C

Vitamin C wird auch Ascorbinsäure
genannt und wird oft bei diversen
Getränken beigemischt. Die
Ascorbinsäure fängt freie Radikale in
unserem Körper ab und wirkt dadurch
antioxidativ. Außerdem wirkt sich
Vitamin C positiv auf den Aufbau von
Gewebe, Knorpeln, Knochen sowie auf
unsere Hormone aus.
Besonders bei Rauchern fiel auf, dass
hier der Bedarf an Vitamin C deutlich
höher ist und dieser Personenkreis oft
einen Mangel an Vitamin C aufweist.
Daher sollten Raucher über eine

regelmäßige Einnahme von Nahrungsergänzungsmitteln nachdenken.

Allerdings ist die Versorgung an Vitamin C in unserer heutigen Gesellschaft sehr konstant und stabil, sodass nur noch selten Fälle von Unterversorgung auftreten. Diese Unterversorgung wird auch Skorbut genannt und kann in der Regel nur durch eine Blutuntersuchung festgestellt werden. Allerdings macht sich Skorbut durch Muskelschwäche, Eisenmangel, schlechte Wundheilung und durch eine höhere Infektionsanfälligkeit bemerkbar.

Vitamin C wirkt sich positiv auf unser Nervensystem sowie unser Immunsystem aus. Doch sobald wir zusätzlich Sport machen oder intensiver Trainieren, nutzt der Körper seinen Vorrat an Vitamin C, der somit schnell wieder aufgefüllt werden muss, was im Klartext bedeutet: Sportler benötigen eine erhöhte Zufuhr von Vitamin C.

Welche Nebenwirkungen sind möglich?

Bei einer Überdosierung an Vitamin C kommt es in der Regel lediglich zu Blähungen oder Durchfall, was allerdings auch schnell wieder abklingt. Daher gehört Vitamin C zu den unbedenklichen Zusatzpräparaten, auch wenn sie, je nach Hersteller, sehr hoch dosiert sind.

Vitamin D3

Vitamin D3 wird auch das Sonnenvitamin genannt. Es kann von uns nicht selbst hergestellt werden, allerdings kommt es zu einem chemischen Prozess, wenn wir UV-Strahlen auf unserer Haut bekommen. Dadurch produzieren wir ein Vitamin D-

Komplex, der zu den Prohormonen gehört. Diese Prohormone sind für uns besonders wichtig, da verschiedene Stoffwechselvorgänge sonst im Körper nicht stattfinden können. Ohne diese Stoffwechselprozesse bekommen wir Probleme mit unseren Hormonen und die Folge ist, dass unsere Organe nicht mehr richtig arbeiten.

Vitamin D3 wird in unserer Leber umgewandelt und wird von dort aus im Körper verteilt. Wie bereits erwähnt, müssen wir Vitamin D3 durch die Sonne aufnehmen, da wir auch nur sehr geringe Mengen über die Nahrung aufnehmen können. Daher ist es für uns essenziell von Bedeutung dieses Vitamin durch regelmäßige Sonnenbäder oder mittels entsprechender Präparate aufzunehmen.

Vitamin D3 ist an folgenden Prozessen beteiligt:

- Bildung von Stammzellen
- Reifung von Stammzellen

- Bildung von Knochenzellen
- Regulierung des Kalziumhaushalts
- Stabilisierung der Knochen und Sehnen
- Gewebestrukturen und dessen Zellen werden neu gebildet
- Bildung von Immunozyten
- Verbesserung des Abwehrsystems
- Entwicklung des Fötus

Vitamin D3 Mangel

Rund 60% der Weltbevölkerung weist einen Vitamin D3-Mangel auf. Das meiste resultiert daraus, dass wir nicht oft genug an der Sonne sind. Hiervon sind besonders ältere Personen betroffen oder Personen, die einer Kleiderordnung folgen. Aber auch Darmerkrankungen wie Zöliakie können einen Mangel hervorrufen. Ebenfalls betroffen sind Personen, die bestimmte Medikamente, wie zum Beispiel Antiepileptika einnehmen oder wo eine erhöhte Ausscheidung über die Nieren erfolgt. Hier sollte unbedingt auch ein Arzt zu Rate gezogen werden.

Das Problem: Man kann diesen Mangel nur sehr schwer erkennen, da die Symptome sehr unterschiedlich und sehr vage sind:
Haarausfall, Müdigkeit, Konzentrationsprobleme aber auch Schlafstörungen, Nervosität, Kopfschmerzen, schlechte Stimmung,

Herzrhythmusstörungen und epileptische
Anfälle sind Auswirkungen eines Vitamin
D Mangels, die allerdings auch auf
andere schwerwiegende Krankheiten
hinweisen können.
Allerdings zeigen Studien, dass es einen
direkten Zusammenhang zwischen
Vitamin D3 Mangel und Multiple
Sklerose gibt und es sogar deutliche
Hinweise darauf gibt, dass Vitamin D3
diese Krankheit stoppen kann. Das liegt
daran, dass Vitamin D3 aggressive
Immunzellen daran hindert in das
zentrale Nervensystem einzudringen und
dort Schäden zu verursachen.
Da Vitamin D3 von uns selbst durch die
Sonneneinwirkung produziert wird, ist es
natürlich auch klar, dass, besonders im
Winter, dieser Pegel oft nicht gedeckt
wird und wir uns in der grauen
Jahreszeit eher schlecht fühlen. Die
sogenannte Winterdepression geht von
daher auch Hand in Hand mit einem
akuten Vitamin D3 Mangel. Hier ist es
sinnvoll zu wissen, dass Vitamin D3 eine
wichtige Rolle bei der Produktion von

Dopamin und Serotonin spielt. So fehlt es uns also im Winter oft am „Glückshormon" und „Botenstoff des Antriebes", da beide Stoffe weniger von uns produziert werden. Dadurch steht ebenfalls im Verdacht, dass ein Vitamin D3-Mangel Depressionen auslösen oder sogar verstärken kann.

Dadurch, dass sich Vitamin D3 so positiv auf unser Gehirn auswirkt, konnten Wissenschaftler nachweisen, dass sich Vitamin D3 auch begünstigend auf unser Gedächtnis auswirkt. Es wird vermutet, dass regelmäßige Sonnenbäder Demenzerkrankungen verbeugen und uns vor diesen Krankheiten schützen können.

Vitamin K2

Vitamin K2 kann, im Gegensatz zu Vitamin D3, von uns selbst produziert werden. Hierbei spielt unser Darm eine wichtige Rolle, da Vitamin K2 durch unsere Darmflora gebildet wird. Allerdings reicht diese Menge oft nicht aus, da die Produktion durch Störungen verschiedenster Art abnimmt. Diese Störungen können Magen-Darm-Grippe oder auch die Einnahme von Antibiotika sein. Allerdings können wir Vitamin K2 über unsere Ernährung sehr gut aufnehmen.
Hierzu zählen:

- Spinat
- Broccoli
- Kohl
- grüner Tee
- Kartoffeln
- Milchprodukte

In der Regel ist Vitamin K2 auch
überdosiert unbedenklich und unser
Körper kann sehr gut damit umgehen.
Allerdings sollten Personen, die
Blutgerinnungshemmer einnehmen eine
zusätzliche Einnahme mit Vitamin K2
absprechen, da das Vitamin die Wirkung
der Hemmer aufhebt.

Vitamin K2 ist an folgenden Prozesse beteiligt:

- Unterstützung des Herz-Kreislauf-Systems
- Umwandlung von Glutaminsäure
- Funktion und Gesundheit des Knochenmarks
- Verhindert Ablagerungen
- Schützt das Gehirn und die kognitiven Funktionen
- Regulierung der Blutgerinnung
- Reguliert den Kalziumhaushalt

Vitamin K2 ist unmittelbar an unserer Blutgerinnung beteiligt und wird teilweise von uns selbst produziert. Allerdings gibt es etwas, was Vitamin K2 besonders macht: Es aktiviert die GLS Proteine. Diese sind für die Gerinnung und auch für die Steuerung von Calcium wichtig und nur Vitamin K2 ist in der Lage, diese Proteine zu aktivieren. Diese Proteine können das Calcium binden und sind ebenfalls wichtig für unsere Leber, unsere Knochen und unseren Blutkreislauf.

Vitamin K2 Mangel und Dosierung

In der Regel ist ein Vitamin K2 Mangel sehr selten. Und selbst wenn einer vorliegt, ist er schwer festzustellen, es gibt lediglich einige Anzeichen dafür. So kann Osteoporose ein Zeichen für einen Mangel an K2 sein, da hier kein Calcium in den Knochen eingelagert werden kann. Ebenso kann der Calciumstoffwechsel nicht funktionieren, wenn unser Körper zu wenig Vitamin K2 besitzt, was unsere Knochen porös werden lässt. Da das Calcium nicht mehr in die Knochen gelangt, führt dies zeitgleich auch dazu, dass das Calcium sich in den Arterienwänden ablagert. Dies wirkt sich negativ auf unsere Herz-Kranz-Gefäße, unseren Nieren und auf unser Gehirn aus.

Allerdings kann ein Mangel sich auch durch blaue Flecke bemerkbar machen, wenn diese durch leichten Druck entstehen oder eben durch eine Gerinnungsstörung, wenn die Wunden sehr lange oder stark bluten.

Da Vitamin K2 vor allem in tierischen Lebensmitteln vorkommt, also Fisch, Fleisch, Ei und Eierzeugnissen, aber auch in Milchprodukte. Allerdings besitzen auch diese Lebensmittel nur wenig Vitamin K2 sodass eine größere Menge verkehrt werden muss. Hier sind entsprechend Vegetarier und Veganer sehr gefährdet an einem Vitamin K2 Mangel zu leiden.

Vitamin K2 kann nicht überdosiert werden. Unabhängig ob wir K2 durch Lebensmittel oder über Nahrungsergänzungsmittel zu uns nehmen. Unser Körper kann nur eine bestimmte Menge dieses Vitamins aufnehmen Sobald also diese Sättigung erreicht ist hat Vitamin K2 keinen weiteren Einfluss auf unsere Gerinnung

und wird entsprechend aus dem Körper
heraustransportiert.

Studien zu Vitamin K2

2004 wurde in Rotterdam eine große, kontrollierte Studie, angelegt die den Zusammenhang zwischen Vitamin K2 und Herzerkrankungen aufzeigt. Diese Studie verlief 10 Jahre und in dieser Zeit wurden die Personen mit einer ausreichenden Vitamin K2 Ernährung beobachtet. In dieser Studie wurde festgestellt, dass das Risiko eines Todes aufgrund von Herz-Kreislaufproblemen um 57% verringert wurde.

Die Kombination von D3 und K2

Nun kommen wir aber zu dem wirklich interessanten Teil. Denn Vitamin D3 und K2 haben die Eigenschaft, sich gegenseitig zu unterstützen. So wirkt Vitamin K2 positiv auf D3, sodass dieser effektiver arbeitet und eine höhere Wirksamkeit zeigt. Da aber beide

Vitamine im Körper nicht lange gespeichert werden können, sollten wir diese Kombination zusammen einnehmen, um eine entsprechend gute Wirkung zu erzielen. Besonders gut zu wissen: Kombipräparate aus D3 und K2 können bedenkenlos eingenommen werden, auch zur Vorbeugung. Sie können daher auch als Aufbaukur genutzt werden, wenn wir uns von einer Krankheit erholen müssen oder zur Unterstützung, wenn wir eine Krankheit besiegen wollen. Speziell greift die D3/K2-Kombination die Antriebslosigkeit an und unterstützt uns dadurch. Darunter fallen:

- Jegliche Tumor- und Krebsarten
- Suchterkrankungen, wie Medikamente, Alkohol und Nikotin
- Autoimmunerkrankungen

Einige Krankheiten benötigen sogar zusätzlich Vitamin D3 und K2, damit die Krankheit sich nicht noch weiter verschlimmert. Krankheiten, die die Kochen oder das Herz-Kreislaufsystem

betreffen, können mit dieses
Vitaminkombination eingedämmt
werden.

Eine weitere Studie, in diesem Fall sogar
7 Doppelblindstudien, zeigen, dass
Vitamin K2 das Risiko für Wirbelbrüche,
Hüftfrakturen und allgemein das Risiko
für Frakturen drastisch reduziert. Die
Probanden erhielten Vitamin K2 als
Nahrungsergänzung. Ebenso zeigte sich
in dieser Studie, dass die Knochendichte
deutlich langsamer abnimmt.

Eisen

Eisen finden wir eigentlich in fast jedem Lebensmittel - egal ob Fleisch oder Gemüse, Nüsse oder Getreide. Doch unser Körper kommt besser mit dem Eisen zurecht, welches wir durch tierische Produkte zu uns nehmen. Besonders gut können wir Eisen auch dann aufnehmen, wenn wir eisenhaltige Lebensmittel zusammen mit Vitamin C zu uns nehmen.

Eisen ist für uns in vielerlei Hinsicht sehr wichtig. Dieses Spurenelement transportiert zum einen Sauerstoff und zum anderen hilft Eisen uns wichtige Stoffe selbst herzustellen. Eisen kommt immer dann zum Einsatz in unserem Körper, wenn Sauerstoff eine Rolle spielt. Dazu zählt, neben dem Transport auch die Speicherung von Sauerstoff in unseren Zellen und es ist auch an der Bildung von verschiedenen Enzymen beteiligt.

Unser Dünndarm nimmt in der Regel das Eisen auf und transportier es von dort aus in unseren Körper. Allerdings kann dieser Transport eingeschränkt oder verlangsamt werden. Hier spielen verschiedene Faktoren eine Rolle, wie zum Beispiel die Magensäure. Hier kann der Transport durch Medikamente oder Kaffee leicht gestört werden.

Für uns ist es besonders wichtig, dass wir jeden Tag Eisen zu uns nehmen, da unser Körper diesen nur begrenzt aufnehmen kann. Der menschliche Organismus kann nur rund 5 Milligramm täglich aufnehmen. Doch unser Körper ist auch in der Lage, eine gewisse Menge zu speichern. Dabei kommt es nicht frei im Blut vor, sondern wird an Eiweißmoleküle gebunden. Rund 70% des Eisens befinden sich im Hämoglobin, also im Farbstoff der roten Blutkörperchen. Die restlichen 30% befinden sich in Leber, Milz,

Knochenmark und in der
Darmschleimhaut.
Besonders Frauen erleben im Laufe der
Menstruation einen höheren
Eisenverlust, aber auch durch
Hautschuppungen und Erneuerung von
Zellen der Magen-Darm-Schleimhaut
kann es zu Eisenmangel kommen.

Besonders Kinder aber auch
Schwangere leiden häufiger an einem
Eisenmangel. Allerdings benötigen in der
Regel nur Schwangere und Veganer
eine zusätzliche Einnahme von
Eisenpräparaten. Aber auch ältere
Personen, Sportler und auch
Blutspender gehören zu den Personen,
die ihre Eisenwerte regelmäßig prüfen
lassen sollten. Denn hier sollte ganz klar
beachtet werden, dass ein Eisenmangel
eine Anämie, also eine Blutarmut,
auslösen kann. Hier liegt aber das
Problem, dass eine Anämie nicht vorher
erkannt werden kann, weswegen eine
regelmäßige Untersuchung wichtig ist.

Hier gilt es besonders zu beachten:
Bevor zu Präparaten gegriffen wird,
sollte zuerst ein Arzt konsultiert werden.

Doch woran erkennen wir einen
Eisenmangel überhaupt? Die ersten
Anzeichen betreffen unsere Haare: Sie
werden spröde oder fallen gänzlich aus,
die Fingernägel werden brüchig und
unsere Haut wird schnell rissig. Wir sind
deutlich anfälliger für Infekte und werden
dadurch schneller krank.
Zudem kann die Wirkung von Eisen
auch sehr leicht beeinflusst werden.
So kann die Wirkung von Eisen durch
folgende Produkte vermindert werden:

- Vollkornprodukte
- Tee und Kaffee
- Milch, Milchprodukte und Cola
- Spinat

Aber es gibt natürlich auch die
Möglichkeit, den Eisengehalt zu
erhöhen. So sorgen **Vitamin C, Fisch,
Fleisch, Fruchtsäfte, Zitronen- und**

Milchsäuren dafür, dass Eisen sich vollständig entfalten kann.

Überdosierung von Eisen

Laut der VERA-Studie ist die Spanne zwischen „lebensnotwendiger Nährstoff" und „schädliche bis toxische Dosis" sehr gering. Besonders bei Eisen ist diese Spanne sehr eng, sodass neben dem Eisenmangel eine übermäßige Belastung gleichermaßen vertreten ist. Daher sollte vor der Einnahme von Eisen immer ein Arzt konsultiert werden, da Eisen überdosiert koronare Herzerkrankungen, Arteriosklerose und auch Herzinfarkte auslösen kann. Das liegt daran, dass Eisen die Bildung der Sauerstoffradikale fördert und sie unter anderem Oxidantien aus den Lipiden lösen, welches eine Arteriosklerose begünstigt. Ebenso zeigen verschiedene Studien, dass eine erhöhte Eisenzufuhr mit Krebs und Tumoren in Verbindung steht.

Daher ist eine von einer
Selbstmedikation abzuraten und wir
sollten Eisen als Präparat nur zu uns
nehmen, wenn ein akuter Mangel vor
liegt und dies vorher mit einem Facharzt
abgeklärt wurde.

Selen

Unsere Schilddrüse, Spermien, unser Immunsystem und unsere Haare und Nägel profitieren von Selen. Nicht nur, dass es antioxidativ auf uns wirkt, sondern unser Körper benötigt Selen für viele Prozesse. Selen schützt unsere Zellen vor Stress. Leider ist vielen kaum bekannt, wie wichtig Selen für unseren Körper ist.

Verschiedene Enzyme, die durch Selen entstehen, schützen uns vor freien Radikalen. Besonders bei Ergänzungsmitteln, die sich auf die Augen auswirken, spielt Selen eine große Rolle.

Laut einer aktuellen Studie sind die meisten von uns grenzwertig versorgt. Da dieser Nährstoff aber in tierischen Lebensmitteln vorkommt und daher auch als wichtigster Lieferant zählt, sind Vegetarier und Vegane besonders von einer Unterversorgung betroffen. Allerdings trifft es weniger zu, wenn die Ernährung ausgeglichen und vielseitig gestaltet ist.

Auch wenn Selen in Pflanzen enthalten ist, kann sich hier der Welt entsprechend verändern, da der Selengehalt davon abhängig ist, in welcher Höhe es im Boden vorhanden ist. In Deutschland zählt der Untergrund als Selenarm, sodass auch die Pflanzen eine sehr geringe Menge Selen enthalten. Fleisch und Tierprodukte hingegen dürfen mit Selen angereichert werden. Doch Zwiebeln, Spargel, Pilze, Kohlgemüse und Hülsenfrüchte sollten von Veganern und Vegetariern regelmäßig gegessen werden, um einem Selenmangel vorzubeugen. Dialysepatienten und auch Veganer und Vegetarier sind demzufolge die einzigen Personengruppen, die eine zusätzliche Zufuhr von Selen benötigen. Aber auch hier sollte die Einnahme immer mit einem Arzt abgesprochen werden.

Ein Selenmangel kann sogar schwerwiegende Folgen mit sich bringen und sollte daher entsprechend ernst genommen werden. Nicht nur die Spermienproduktion leider unter einem Mangel, sondern auch unser Immunsystem, die Muskelfunktion und unsere Schilddrüse leiden, wenn wir unterversorgt sind. Laut einer Studie steht ein permanenter Selenmangel sogar im Verdacht Leberkrebs zu fördern.

Überdosierung von Selen

Der Selenmangel kann leider viele Probleme mit sich bringen, die nicht sofort auf einen Mangel schließen lassen. Aber auch eine Überdosierung kann schwere Folgen haben: Neben Übelkeit und Durchfall können auch Müdigkeit und Gelenkschmerzen Symptome eines Mangels sein. Es können sogar neurologische Störungen auftreten. Daher sollte die empfohlene Tagesdosis nicht überschritten werden. Diese liegt bei rund 45 Mikrogramm und sollte nur durch einen Arzt erhöht werden. Sollte die Einnahme zudem permanent überhöht sein, können auch Nervenleiden, Seh- und Gedächtnisstörungen, Haut – und Haarschäden und sogar eine Selenose vorkommen. Diese Selenose kann bis zum Ausfall der Fingernägel führen und dadurch gehört die Überdosierung mit Selen auch zu den problematischsten.

Magnesium

Magnesium gehört ebenfalls zu den essenziellen Nährstoffen, da es viele Prozesse im Körper reguliert und aktiviert. Diesen Nährstoff kann unser Körper nicht selbst produzieren und muss daher durch Lebensmittel oder Nahrungsergänzungsmittel zusätzlich zugeführt werden. Allerdings ist durch eine ausgewogene Ernährung ein Mangel eher selten. Denn wenn wir jeden Tag etwas Obst oder Gemüse, zum Beispiel Bohnen essen, kann ein Mangel ausgeschlossen werden.

Magnesiummangel ist besonders weit verbreitet. Schmerzende Beine die schwer und müde sind, allgemeine Abgeschlagenheit und Müdigkeit sind nur wenige Symptome, die einen Mangel anzeigen. Aber auch Taubheitsgefühle, absinken der Körpertemperatur und sogar Verkalkungen von Nieren und

Blutgefäßen sind durch einen Magnesiummangel möglich.

Magnesium hat zudem noch folgende Funktionen:

- Funktion des Nervensystems
- Ein gesunder Stoffwechsel
- Erhalt der Knochenfunktion
- Beugt Krämpfen (insbesondere Muskelkrämpfen) vor

Personen, die unter Alkoholismus leiden, gehören zu der einzigen Personengruppe, die unter einem akuten Magnesiummangel leidet.

Zuviel und zu wenig Magnesium

Da viele Personen nicht wissen, welcher Mangel akut vorliegt, greifen sie schnell zu Magnesium. Doch Magnesium kann, wenn es zu hoch dosiert ist und kein

akuter Mangel vorliegt, sogar starke
Nebenwirkungen mit sich bringen.

Dazu gehören:

- Weicher Stuhl/Durchfall
- Erschöpfung, Müdigkeit, Schwächegefühl
- Blutdruckabfall
- Übelkeit, Erbrechen
- Wahrnehmungsstörungen
- Abschwächung der Muskelreflexe
- verlangsamte Atmung
- Verlangsamung des Herzschlages

Daher sollte immer die niedrigste
Dosierung eingenommen werden, sowie
vor Einnahme ein Arzt zu Rate gezogen
werden.

Im Schnitt besitzen wir rund 25 g
Magnesium im Körper. Davon sind 60%
in unseren Knochen, 39% in unseren
Muskeln und Organen und lediglich 1 %
in unserem Blut. Allerdings kann der
tägliche Bedarf, je nach
Flüssigkeitszufuhr oder bei Sport,

variieren. Allerdings merken wir schnell, ob es sich um einen Magnesiummangel handelt oder nicht, da wir besonders in unseren Nerven und Muskeln registrieren, dass irgendetwas nicht stimmt: Die Finger kribbeln, unruhige Beine (Restless Leg Syndrom), Herzrasen aber auch Kopfschmerzen, Schwindel und Lidflattern sind Anzeichen eines akuten Mangels und können schnell behoben werden. Besonders bei Wadenkrämpfen wird Magnesium gerne eingenommen oder ärztlich verordnet. Das liegt daran, dass Magnesium der Gegenspieler von Calcium ist, welches dafür sorgt, dass die Muskeln angespannt werden. Magnesium hingegen sorgt für eine Entspannung der Muskeln, da es verhindert, dass Calcium in die Muskeln dringt.

Doch auch verschiedene Medikamente können einen Magnesiummangel auslösen, da sie entweder den Abtransport begünstigen oder sogar die

Aufnahme beeinträchtigen. Hier sollten Diabetiker besonders aufmerksam sein, denn bei diesen Personen wird vermehrt Magnesium aus dem Körper transportiert. Das Problem daran ist allerdings, dass durch zu wenig Magnesium die Zellen schlechter auf das Insulin reagieren und der Glucose Wert im Blut steigt.

Zink

Zink gehört zu den Mikronährstoffen, die für unser Immunsystem und für die Energieproduktion mitverantwortlich sind. Aber auch unsere Schilddrüse und das damit zusammenhängende Sexualhormon profitieren von Zink. Unser Abwehrsystem und auch die Produktion der Enzyme sind an Zink gebunden. Besonders Schwangere und Sportler benötigen oft eine zusätzliche Zufuhr von Zink.

Es hat sich herausgestellt, dass Zink überall im Körper zu finden ist. Als Spurenelement ist Zink ein lebensnotwendiges Mineral, welches wir jeden Tag zu uns nehmen müssen. Idealerweise natürlich durch eine gesunde und ausgewogene Ernährung. Dennoch kommt es immer wieder zu einem leichten bis mittelgradigen Zinkmangel. Durch dieses Mangel können verschiedene Symptome

auftreten, wie zum Beispiel: Haarausfall
oder eine verminderte Wundheilung.
Aber auch ein Leistungsabfall und ein
höheres Risiko für Infektionskrankheiten
können auf einen Zinkmangel deuten.

Allerdings kann Zink noch deutlich mehr.
Unter anderem wirkt sich Zink auch
positiv auf die Haut, Haare und Nägel
aus. Aber Zink ist auch unverzichtbar bei
der Bildung von weißen Blutkörperchen
und spielt zudem auch eine Rolle in
unserem Gehirn.
Durch eine regelmäßige Zinkeinnahme
werden wir konzentrierter und erhalten
erneut Antrieb und unsere Sinne werden
zusätzlich gestärkt.

Da Zink in relativ hohen Mengen in
Meeresfrüchten, Fleisch und
Milchprodukten vorkommt, leiden
insbesondere Veganer oft an
Mangelerscheinungen. Aber auch
Sportler und Personen, die viele
Medikamente nehmen müssen,
profitieren von einer höheren Zinkzufuhr.

In einer Studie zeigte sich, dass sich eine Zinkzufuhr auf Immunschwächen positiv auswirkt. Darunter fallen Sichelzellenkrankheit, HIV und Down-Syndrom. Eine weitere Studie bewies, dass ältere Personen durch eine Ergänzung von Zink die Fettperoxide im Blut reduzieren konnten. Ebenfalls wurde belegt, dass Zink bei Kindern und Jugendlichen mit Asthma eine Linderung der Krankheit bewirkt.

Weitere Eigenschaften von Zink

Zink ist allerdings noch an weitaus mehr Prozessen beteiligt. Neben der Stärkung unseres Immunsystems wirkt Zink auch als Antioxidationsmittel und begünstigt unsere kognitiven Funktionen. Aber auch mehr als 300 Enzyme profitieren und wirken durch Zink: Verschiedene Synthesen und unser Metabolismus von

Kohlehydraten, Proteinen, Fetten sowie Mikronährstoffen und Nukleinsäuren an denen diese Enzyme beteiligt sind.

Dadurch, dass Zink überall im Körper zu finden ist und an fast jedem Prozess beteiligt ist, ist unser Verbrauch und somit auch unser Bedarf höher. Dieser Bedarf kann schnell zu einem Mangel führen, der auf den gesamten Körper Auswirkungen hat. Daher steht Zink oft im Fokus verschiedener Krankheiten und wird häufig auch als einer der ersten Träger von Ärzten überprüft.

Nebenwirkungen von Zink

Zink gehört, ebenso wie Magnesium, zu den Metallen. Daher kann eine größere Menge sogar toxisch sein. Aufgrund dessen sollte die empfohlene Höchstmenge grundsätzlich eingehalten werden. Sollte es zu einer Überdosierung kommen, können Übelkeit und Erbrechen, Magen-Darm-

Probleme sowie Kopfschmerzen auftreten. Sollte die Tagesdosis über einen längeren Zeitraum überdosiert sein, kann das Immunsystem beeinträchtigt werden. Daher sollte die Einnahme von Zink immer vorher mit einem Arzt abgesprochen werden.

DMSO

Diese Abkürzung steht für „Dimethylsulfoxid" und sollte grundsätzlich und immer mit einem Arzt abgesprochen werden. Auch wenn DMSO einen anerkannten therapeutischen Effekt besitzt, kann eine falsche Anwendung zytotoxisch wirken. Das heißt, dass die Zellen beschäftigt werden können.

Durch einen positiven Effekt wird DMSO in medizinischen Produkten genutzt, wobei es hier sachgemäß dosiert wurde und daher auch ungefährlich ist. Wir sollten uns also bei der Anwendung von DMSO immer ganz klar vor Augen halten, dass eine Überdosierung schwere Folgen für unsere Gesundheit bedeutet. Ebenso raten wir absolut davon ab DMSO selbst zu dosieren oder damit herumzuexperimentieren.

Was ist überhaupt DMSO?

Bereits 1866 erscheint DMSO in der Geschichte. Der Chemiker Dr. Alexander Michailowitsch Saizew entdeckte DMSO als erster und begann entsprechend mit der Forschung. Allerdings erschien DMSO erst 1948, nach dem 2. Weltkrieg, in der Medizin und Heilkunde, da ein Mittel gesucht wurde, um Blutkonserven transportieren zu können. Aber auch hier wurden die eigentlich Eigenschaften von DMSO nicht weiter erforscht. Dies geschah erst 1960 durch Dr. Robert Herschler und Dr. Stanley Jacob, die den therapeutischen Nutzen von DMSO gezielt untersuchten. Durch die gemeinsame Zusammenarbeit stellen sie schnell fest, dass die Lösung von DMSO die Heilung von Brandwunden förderte und zudem auch eine geringe Menge DMSO Kopfschmerzen lindern konnte. Während ihrer Forschungsarbeit stellten sie ebenfalls fest, dass DMSO Erkältungen

und Nasenebenhöhlenentzündungen
lindern konnte.

DMSO ist ein vielseitiges Präparat,
welches wir für verschiedene
Krankheiten oder Symptome nutzen
können.
Darunter fallen:

- entzündungshemmend,
- schmerzlindernd,
- Juckreiz stillend,
- abschwellend,
- gefäßerweiternd,
- wundheilungsfördernd,
- antibakteriell,
- muskelentspannend,
- antiviral,
- antimykotisch, wirkt gegen Pilze,
- entwässernd.

DMSO ist ein Stoff, der in der Lage ist
durch die Zellenwände unserer Haut zu
dringen. Daher wird es auch gerne als
Kombipräparat genutzt, um so die
Wirkung von Medikamenten zu
beschleunigen und zu verstärken.

Obwohl DMSO bis jetzt keine Nebenwirkungen zugesprochen wurden, sind Forscher etwas skeptisch, da immer noch nicht ganz klar ist, was DMSO explizit im Körper bewirkt.

Anwendung

DMSO wird in der Regel äußerlich oder oral, also in Tablettenform, eingesetzt. Dabei können einzelne betroffene Stellen beträpfelt werden, um zum Beispiel einen Nagelpilz abzutöten, Wunden zu behandeln oder um Kopfschmerzen zu lindern. Hierbei ist es aber wichtig zu wissen, dass eine zu hohe Dosierung Schwindelanfälle oder eine Ohnmacht auslösen können.

Wie bereits erwähnt ist DMSO ein Träger, der andere Mittel zusätzlich unterstützt und verstärkt. Hier ist es relevant abzuschätzen welches Mittel verstärkt werden soll, denn DMSO unterscheidet nicht zwischen positiven

oder negativen Stoffen. So können wir
leider bei unsachgemäßer Anwendung
auch einen negativen Effekt erhalten,
wie zum Beispiel beim Umgang mit
Psychopharmaka oder starken
Schmerzmitteln.

Eine wissenschaftliche Studie zeigte,
dass eine Behandlung mit reinem DMSO
kaum vorteilhafter ist als eine klassische
Behandlung mit Diclofenac bei
Gelenkschmerzen. Doch DMSO ist unter
gewissen Umständen ein durchaus
brauchbares Mittel gegen Schmerzen.
Besonders bei Gelenkschmerzen, die
sowohl mechanisch als auch biologisch
beansprucht werden, kann eine
Anwendung zur gezielten Behandlung
bei Entzündungen helfen. Speziell in der
Sportmedizin besitzt DMSO einen guten
Ruf und wird daher auch entsprechend
in der Akutmedizin eingesetzt.

Auch was die Narbenbildung angeht
kann DMSO uns behilflich sein. Dabei ist
es wichtig bereits während der
Narbenbildung DMSO einzusetzen,
damit die Narbenbildung abgemildert

wird, sodass die eigentliche Narbe am Ende weniger „hässlich" aussieht.

Generell sollte bei der Anwendung von DMSO beachtet werden, dass die entsprechende Wunde immer vollkommen sauber sein muss. Idealerweise wird die Stelle sogar mit sterilem Wasser gereinigt. Hier liegt das Problem einfach daran, dass sobald Schmutz zusammen mit DMSO in die offene Wunde gelangt, können schwere Infektionen oder sogar Blutvergiftungen ausgelöst werden. Das liegt auch daran, weil DMSO eben die Eigenschaft besitzt, sehr tief in die Haut einzudringen. Daher ist absolute Sauberkeit von immenser Bedeutung.

Nebenwirkungen

In der Regel ist die Anwendung von DMSO, bis auf die oben genannte penible Anwendung, ungefährlich. Allerdings ist DMSO in sehr großen Mengen erhältlich und ein Selbstversuch und herumexperimentieren kann schwere Folgen für unsere Gesundheit bedeuten. Außerdem zeigt es sich als nicht einfach DMSO fachgerecht zu verarbeiten, wenn es sich um reines DMSO handelt. Außerdem sollte DMSO grundsätzlich in Glas aufbewahrt werden, da es Stoffe aus Plastik auflösen kann. Ebenso gilt es als schnell verderblich, sodass generell geringe und / oder verarbeitete Mengen gelagert werden sollten. Sollte es verfallen, verbreitet DMSO einen fauligen und unangenehmen Geruch.

Eine bestätigte Nebenwirkung von DMSO ist ein wahrnehmbarer, unangenehmer Körper- und Mundgeruch. Dieser verschwindet allerdings wieder nach Ende der Anwendung. Ebenso kann DMSO Reizungen und Rötungen auslösen.

DMSO sollte zudem nicht verdünnt oder gar umgefüllt werden, da nicht jeder Behälter dafür geeignet ist. Hierbei steht

auch im Fokus, dass die Flüssigkeit nicht
verunreinigt oder kontaminiert werden
darf.

Omega 3 und Omega 6

Nun kommen wir wieder zu den Fettsäuren. Omega 3 wird auch als N-3-Fettsäure bezeichnet und ist in Leinöl und Fischöl Kapseln zu finden. Aber Omega 3 wird auch gleichzeitig in einem Atemzug mit Omega 6 genannt was auch wichtig ist, da beide Fettsäuren zu den wichtigen, ungesättigten Fettsäuren gehören. Diese Fettsäuren sind lebensnotwendig für uns.

Dabei werden Omega-3- Fettsäuren unterteilt in:

- EPA – Eicopentaensäuren
- DHA – Docosahexaensäure
- ALA – Alpha-Linolensäure

Die ALA werden von unseren Körper in EPA und DHA umgewandelt. Es handelt sich hierbei um eine Vorstufe, die ebenfalls auch in pflanzlichen Produkten vorkommt. Das Interessante ist vor allem, dass Omega 3 in erster Linie in tierischen Lebensmitteln, besonders in Fischen, die fettreich sind, wie Makrele, Hering oder Lachs, in größeren Mengen vorkommt,.

Anders als die gesättigten Fettsäuren besitzen die ungesättigten mehrere Doppelbindungen zwischen den Kohlenstoffatomen. Sie sind daher nicht mit Wasserstoffatomen gesättigt. Die Zuordnungszahl 3 bedeutet hierbei, dass die Doppelbindungen sich am dritten Kohlenstoffatom befinden. Bei Omega 6 sind es also die sechsten Kohlenstoffatome, die diese Doppelbindung aufweisen.

Unser Körper besitzt ein Enzymsystem das die ALA, welche wir über die Nahrung aufnehmen, in die beiden anderen Fettsäuren umwandelt. Doch dieses Enzymsystem wird auch entsprechend von Omega 6 genutzt, sodass hier eine gewisse Konkurrenz zwischen den Fettsäuren entsteht, da beide die Enzyme in Anspruch nehmen.

Dabei sollte es idealerweise so sein, dass wir mehr Omega 3 zu uns nehmen als Omega 6, wodurch die Chance größer wird, die wichtigen EPA und DHA Säuren zu produzieren.

Leider ist es so, dass das aktuelle Verhältnis in Europa im Schnitt 20:1 ist. Also mehr Omega 6 als Omega 3. Die deutsche Gesellschaft für Ernährung empfiehlt allerdings ein Verhältnis von 5:1. Daher sollte auf den Verzehr von Sonnenblumen- und Distelöl verzichtet werden und alternativ mit Raps,- Hanf,- und Leinöl gekocht werden. Ebenso wird auch empfohlen 1-2-mal die Woche Fisch zu essen, um biologisches Omega 3 zu sich zu nehmen. Es empfiehlt sich dabei darauf zu achten, dass es sich nicht um Fisch aus Aquakultur sondern um Wildfang handelt.

Schon mal gehört, doch nicht gewusst

Doch was genau bewirkt Omega 3 eigentlich im Körper? Ganz einfach: Omega 3 hält unsere Zellen geschmeidig. Unser Körper reagiert sehr gut auf Omega 3, sodass es vollständig in die Hülle unserer Zellen aufgenommen wird und man sie im ganzen Körper nutzen kann. Allerdings ist die Aufnahme, genauer gesagt die Geschwindigkeit der Aufnahme, von verschiedenen Faktoren abhängig. Zum Beispiel kann unser Körper Omega 3 besser aufnehmen, wenn wir eine fettreiche Mahlzeit hatten und unser Körper im Allgemeinen schon angeregt ist.

Es ist schwierig zu erkennen ob ein Mangel vorliegt und ebenso kompliziert ist es den Blutwert zu bestimmen. In den regulären Bluttests sind diese Werte nicht mit inbegriffen, sondern benötigen einen bestimmten Labortest, der nur sehr selten von den Krankenkassen übernommen wird.

Wozu wird es genutzt und welche Wirkung besitzt es?

Omega 3 ist gut für unser Gehirn. Besonders unsere Nerven profitieren von Omega 3, da diese sich in der Zellmembrane setzen und somit die Gesundheit der Nerven fördert. Daher spielt Omega 3 auch eine große Rolle für die Entwicklung des Gehirns. In einer Studie wurde festgestellt, dass Personen, die regelmäßig Seefisch zu sich nehmen, seltener an Alzheimer erkranken und derzeit wird geforscht, ob und wie weit sich EPA und DHA auf Alzheimerdemenz auswirkt und inwieweit es überhaupt vor dieser Krankheit schützen kann.

Studien zu Omega 3

Zwischen April 2009 und Juli 2013 wurde in 11 Ländern eine zeitgleiche Studie durchgeführt. Dabei handelte es sich um eine randomisierte, kontrollierte, doppelblinde, multizentische Prallelgruppenstudie. Rund 311 Personen mit Demenz und Alzheimer nahmen in dieser Studie teil. Dabei wurden Joghurtdrinks mit zusätzlichem Omega 3 angereichert und 153 Probanden sollten entsprechend jeden Tag einen dieser Joghurtdrinks zu sich nehmen. Dabei stelle sich heraus, dass die Probanden, die eine Menge von 125 ml Omega 3 zusätzlich erhielten, eine bessere Gedächtnisleistung aufzeigten. Ebenso zeigte sich, dass sich der Verlust an Gehirnsubstanz verlangsamte.

Eine weiterer Vorteil von Omega 3 ist auch, dass es eine entzündungshemmende Wirkung besitzt. Daher wird Kaltwasser-Seefisch auch

bei Rheuma empfohlen, um die
Entzündungen im Körper einzudämmen
und Symptome zu lindern.
In einer weiteren Studie zeigte sich
zudem, dass Personen die einen hohen
Omega-3-Wert im Blut aufwiesen, ein
geringeres Risiko für Herz-
Kreislauferkrankungen haben.

Omega 3 als Ergänzungsmittel

Omega 3 ist, aufgrund seiner positiven
Wirkung auf unseren Körper, sehr
beliebt und wird auch entsprechend
erfolgreich als
Nahrungsergänzungsmittel eingesetzt.
Doch hierbei sollte auf die Qualität
geachtet werden, da sich die Präparate
zwischen den freiverkäuflichen und
Apothekenprodukten stark
unterscheiden. Während die
verschreibungspflichtigen Präparate in
der Regel 1000 mg Omega 3, 460 mg

EPA und 380 mg DHA besitzen, kann die Menge in freiverkäuflichen Präparaten variieren und auch deutlich darunter liegen. Das Bundesinstitut für Risikobewertung empfahl im Jahr 2009 eine Menge von 1,5 g Omega 3 pro Tag. Im Gegensatz dazu empfahl die EFSA (Europäische Lebensmittelsicherheitsbehörde) 2012 bis zu 5 g EPA und DHA als Kombination.

Hier ist es also ratsam sich mit seinem Arzt darüber zu unterhalten, einen klaren Wert zu ermitteln und die Dosierungen entsprechend anzupassen, da Omega 3 die Blutgerinnung beeinflusst. So kann es vorkommen, dass eine zu hohe Dosierung von Omega 3 zu einer höheren Blutungsneigung führt. Dies kann sich unter anderem durch vermehrtes Nasenbluten zeigen. Besonders wenn bereits Blutgerinnungshemmer eingenommen werden, sollten Omega 3 Präparate nur auf ärztlichen Rat eingenommen werden.

Leider lässt sich ein Omega 3 Mangel nur schwierig feststellen, da die Symptome eines Mangels auch auf andere Krankheiten hinweisen können. Dazu zählen:

- Muskelschwäche
- Sehschwäche
- Unruhegefühl
- Müdigkeit
- Hautprobleme

Wirkung von Omega-3-Fettsäuren auf den Körper

Omega-3 ist besonders für Schwangere und stillende Mütter wichtig. Hier ist die Aufnahme von DHA extrem von Bedeutung, da die Mutter die Nährstoffe an das Kind weitergibt. Dabei trägt Omega 3 dazu bei, dass das Gehirn und die Sehkraft des Kindes ausgebildet werden. Besonders am Ende einer Schwangerschaft und während der ersten Monate des Säuglings ist von daher eine Zufuhr von Omega 3 relevant, da in dieser Lebensphase besonders viel DHA zur Entwicklung vom Gehirn, den Augen und dem Nervengewebe benötigt wird.

Bemerkenswert ist, das sich Omega 3 das ganze Leben lang auf unsere Augen auswirkt. Wir können, durch eine entsprechende Einnahme von DHA die Funktion unserer Augen aufrechterhalten.

Nattokinase

Nattokinase ist einfach ausgedrückt ein Protein, welches als Enzym isoliert wird. Dabei ist es besonders interessant, dass dieses Enzym durch fermentierte Sojabohnen gewonnen wird und die Wirkung von Nattokinase bereits vor rund 1000 Jahren bekannt war. Hiroyuki Sumi veröffentlichte 1987 das erste Mal das Enzym.
Es stelle sich zudem heraus, dass die Fermentierung mit der Bildung von K2 verbunden ist und durch diesen Prozess einer der höchsten K2-Werte erreicht werden kann. Aber auch weitere Stoffe wie Vitamine des B-Komplexes, Dipicolinsäure, Nattokinase, Levan und Ammoniak können durch diesen Prozess synthetisiert werden.

Dr. Hioyuko Sumi forschte bereits an den Wirkstoffen des Gerichtes „Natto", welches in Japan auch als fermentierte Sojabohnen bekannt ist. Dabei diente als

Grundlage, dass das Gericht Blutgerinnsel auflösen könnte und keine Embolie auslöste, wie es üblich oder zumindest bekannt war. Dadurch wurde weiterhin nach den Ursachen geforscht, sodass Dr. Sumi das Enzym Nattokinase fachgerecht übersetzte. Durch seine Forschung stellte sich zudem auch heraus, dass dieses Enzym besser wirkte als chemische Medikamente und auch deutlich länger anhielt. Der wichtigste Punkt ist allerdings, dass Nattokinase die körpereigenen gerinnungshemmenden Substanzen anschiebt.

Wozu wird es genutzt und welche Wirkung besitzt es?

Nattokinase basiert auf drei Grundeigenschaften, die es mit sich bringt. Diese Überkategorien sind ausschlaggebend für die Wirkung von

Nattokinase da sie immer zusammen einhergehen.

Lecithin

Lecithin ist die Nahrung für Nerven und Zellen. Sie steigert die geistige und körperliche Leistungsfähigkeit und verbessert vor allem auch die Konzentration. Unser Erinnerungsvermögen wird durch Lecithin verbessert und beugt zudem Arteriosklerose vor. Unsere Zellenmembranen profitieren ebenfalls von Lecithin. Wichtig ist Lecithin zudem, da es in unseren Nerven und im Gehirn zu Acetylcholin umgewandelt wird, welches der wichtigste Neurotransmitter unseres Nervensystems ist. Lecithin ist in verschiedenen Lebensmitteln zu finden, besonders aber in Walnüssen, Eiern, Sojaprodukte, Lupinen und Mais. In der Regel nehmen wir genug Lecithin durch unsere Nahrung zu uns.

Saponine

Saponin ist ein Pflanzenstoff, den wir in höheren Pflanzen finden. Darunter auch in den Blättern, Blüten und Wurzeln. Saponine wirken natürlich antibakteriell und antifungizid, also gegen Pilzinfektionen. Diese Eigenschaft macht sie natürlich auch in der Nahrungsergänzung sehr interessant, da sie bei Blutungen oder Ödemen helfen können. Außerdem wirkt eine geringe Dosis entzündungshemmend und Schleim wird bei Erkältungen schneller verflüssigt. Andererseits können Saponine in hohen Mengen sogar Entzündungen oder Gewebeschäden auslösen.

Saponine haben noch den zusätzlichen, positiven Nebeneffekt, dass sie der Zellalterung entgegenwirken und zudem auch bei der Prävention von Darmkrebs wirken.

Vitamin K2

Da Vitamin K unmittelbar an der Blutgerinnung beteiligt ist, ist die Menge an Vitamin K bedeutend. Hierbei gilt, dass je mehr Vitamin K im Körper ist, desto besser ist die Blutgerinnung.

Nattokinase löst dadurch Verklumpungen im Blut auf. Es verdünnt das Blut, ohne den Einsatz von starken Medikamenten und besitzt auch nicht die Nebenwirkungen wie es bei chemischen Präparaten der Fall ist.
Ein weiterer positiver Effekt von Nattokinase sind die vorteilhaften Auswirkungen auf verschiedene Krankheiten, die dadurch deutlich gemindert werden. Das Risiko von Herzinfarkt, Schlaganfall, Blutgerinnsel und Lungenembolien wird nachweislich gesenkt.

Vitamin K2 ist in großen Mengen in Nattokinase enthalten. Es fördert das

Knochenwachstum und hilft uns dabei Kalzium besser zu binden.

Studien zu Nattokinase

2006 wurde von kalifornischen Forschern getestet, wie sich Nattokinase auf die Gerinnung und die Blut-Viskosität, also die Zähflüssigkeit des Blutes, auswirkt. Dabei stellten sie fest, dass durch Beigabe des Enzyms Nattokinase sich die Werte nachweisbar verbesserten. Nachfolgend wurde in einer Placebo kontrollierten Doppelblindstudie das Ergebnis nochmals bestätigt. Nattokinase konnte man eine blutverdünnende Wirkung nachweisen.
2015 wurde eine weitere Studie in Japan durchgeführt. Hierbei zeigte sich, dass bereits die erste Anwendung mit Nattokinase nachweislich positive Auswirkungen auf die Fibrinolyse hat. Dies bedeutet, dass der Körper

selbstständig Blutgerinnsel auflösen
kann.

Doch anders als andere Präparate reicht
Nattokinase bis in die kleinsten Gefäße,
wodurch eine deutlich bessere
Versorgung der Organe mit Sauerstoff
und Nährstoffen gewährleistet wird,
sodass der Körper dadurch nicht nur
entlastet wird sondern dadurch ebenfalls
insgesamt mehr Energie zur Verfügung
steht. So wird auch erklärt, wieso
besonders die Konzentrationsfähigkeit
zunimmt.

Nebenwirkungen

Um Nattokinase, oder Natto, in
entsprechenden Mengen zu sich
nehmen, gibt es zwei Möglichkeiten. Die
eine wäre das traditionelle Gericht aus
Japan regelmäßig zu essen oder gar
selbst zu kochen. Dabei muss aber klar
gesagt werden, dass der Geschmack
der fermentierten Sojabohnen nicht
jedermanns Sache ist und von daher in

unseren Breiten nicht bei jedem beliebt
ist. Ebenso besteht hier die Gefahr, dass
der Vitamin K Gehalt auch sehr hoch
dosiert ist und dieser Effekt nicht bei
jedem gewünscht ist. Daher bleibt noch
die Alternative der Kapseln, in denen
lediglich das wichtigen Enzym
vorhanden ist.

Generell ist Nattokinase absolut
unbedenklich, da dieses Enzym in einem
traditionellen japanischen Gericht zu
finden ist und es bereits seit vielen
Jahrhunderten von Millionen von
Menschen gegessen wurde. Auch bei
den höher dosierten Kapseln wurden
keine Nebenwirkungen festgestellt.

Allerdings gibt es bei einigen Personen
keine ausreichenden Wirkungen bzw.
bedenklichen Nebenwirkungen:
In einer Studie wurden Probanden mit
Schlaganfall mit 400 mg Kapseln
zusammen mit der zusätzlichen
Einnahme von Aspirin getestet. Hier
stellten sich jedoch Nebenwirkungen ein,

sodass vermutet wird, dass die Kombination aus Enzym und Aspirin nicht als unbedenklich zu erachten ist.

Falls ein Präparat wie Marcumar eingenommen wird, sollte auch auf Nattokinase verzichtet werden, da sich Vitamin K und Marcumar gegenseitig aufheben. Marcumar wird als Gerinnungshemmer genutzt wohingegen Vitamin K die Gerinnung fördert.

Ebenso sollten schwangere und stillende Frauen Nattokinase mit Vorsicht und nur nach Absprache mit einem Arzt einnehmen. Denn hierbei gibt es noch keine Studien oder Erkentnisse darüber, wie sich Nattokinase auf den Fötus oder auf Neugeborene und auf die Muttermilch auswirkt.
Sollten Blutgerinnungsstörungen vorhanden sein, muss auch in einem derartigen Fall ein Arzt konsultiert werden, da es hier ebenfalls keine aussagefähigen Studien hinsichtlich der Auswirkungen vorhanden gibt.

Generell sollte auf Nattokinase verzichtet werden, wenn eine Operation bevorsteht, da es sonst zu starken Blutungen kommen kann.

Doch bleiben wir noch einen Moment beim Blut. Denn bereits unsere Vorfahren, die Neandertaler, wussten bereits um die Vorteile der Antioxidantien, da die entsprechende Ernährung reich davon und somit generell gesund war. Zur damaligen Zeit bestimmten Verletzungen oft über Leben und Tod, sodass eine schnelle Gerinnung lebensnotwendig war und diese die Überlebenschance erhöhte. Ebenso waren andere „neue Krankheiten" zur damaligen Zeit nicht bekannt, da der Fokus schlicht weg auf das nackte Überleben ausgerichtet war. Dazu kam ausreichend Bewegung, sodass ein schlechter Blutfluss nicht gegeben war.

Unsere heutige Zeit besitzt einen Fokus, der sich weniger mit dem Blutfluss, sondern eher mit dem Austausch von Daten beschäftigt, sodass neue Krankheiten, wie auch eine Störung der Gerinnung, zunehmen. Ebenso liegt unser Augenmerk weniger auf gesunder und ausgewogener Ernährung, wodurch wir wesentlich öfter mit arteriellen Erkrankungen und zu hohen Cholesterinwerten zu kämpfen haben. So sollten wir uns vermehrt Gedanken über unseren Blutfluss machen, da dieser, nach wie vor, über Leben und Tod entscheidet.

Speziell hierbei sollte der Blick auf Nattokinase gerichtet sein, da es zu den Serinproteasen gehört, also einer Unterfamilie, welche Proteine und Peptide spaltet. Die starke fibrinolytische Wirkung von Nattokinase zeigt dadurch auch, dass sie durchaus in der Lage ist uns vor Blutgerinnseln zu schützen.

Zeolith

Zeolith gehört zu den wenigen Mineralien, die noch sehr unbekannt sind. Dabei kann diese Mineralerde unserem Körper sehr guttun und hilft uns sogar dabei in einigen Fällen wieder gesund zu werden. Denn Zeolith ist ein sehr fein gemahlenes Produkt, welches unseren Körper entgiften kann. Dabei bindet es Säuren, Schwermetalle, Gase, Bakteriengifte und Schimmelpilzgifte. Durch unsere alltägliche Routine scheiden wir diese gebundenen Stoffe wieder aus und können dabei unseren Körper bei seiner Regeneration und Reinigung aktiv unterstützen.

Das Mikroporöse Gestein besteht aus Silicium und ein Aluminium, welches sich allerdings nicht in unserem Körper auslöst, da es in seinem eigenen Gitter fest eingeschlossen ist. Das eigene Kristallgitter von Zeolith ist so stabil, dass selbst verschiedene Einflüsse keine Möglichkeit besitzen, es zu zerstören, womit auch speziell Magensäure und Verdauungssäfte keinen Schaden am Kristallgitter verursachen. Von daher ist die Einnahme von Zeolith absolut unbedenklich. Dazu kommt auch, dass die Hohlräume des Gitters mit positiven Teilchen und Mikronährstoffen geladen sind. Dazu gehören Calcium, Magnesium, Eisen, Kalium und Natrium. Allerdings ist das Gitter selbst negativ geladen, sodass Zeolith dadurch auch eine so gute Wirkung auf uns besitzt.

Studien zu Zeolith

Besonders wirksam zeigte sich Zeolith in Pulverform, welches von Dr. Emmanouil Karampahtsis aus dem Jahre 2012 getestet wurde. Dabei wurde Zeolith in verschiedenen Formen an rund 20 potenziellen Giftstoffen getestet. Dadurch konnte nachgewiesen werden, dass die Wirkung sich besonders auf

das Entgiften von Aluminium und Blei
sowie von Cäsium, Nickel und Arsen
positiv auswirkte.

Ebenfalls zeigt eine Studie aus dem
Jahre 2003, bei der Bergarbeiter auf
freiwilliger Basis Zeolith zu sich nahmen,
dass sie nach rund 5 Wochen komplett
frei von Blei waren. Die Einnahme
beschränkte sich dabei auf 5 g Zeolith
am Tag.

Ebenfalls zeigte sich 2009, dass
chronische Krankheiten oft mit
Schwermetallen im Körper zusammen
hängen, allerdings eine Behandlung mit
Chelatbildnern oft Nebenwirkungen
hervorrufen. In dieser Studie berichtete
Flowers et al in Nutrition and Dietary
Supplements, dass die Nutzung von
Klinoptilolith-Zeolith sich als wirksame
und sichere Alternative erwies.

Wozu wird es genutzt und welche Wirkung besitzt es?

Zeolith befreit uns von Bakteriengiften und überschüssigen Säuren. Dabei nutzt Zeolith das Prinzip der Absorption und bindet damit verschiedene Giftstoffe. Doch auch freie Radikale, Abfallprodukte, die durch den Stoffwechsel entstehen und auch Stoffe, die zu den niedrigmolekularen gehören, werden dadurch absorbiert.

Durch das Kristallgitter findet außerdem ein Ionenaustausch statt. Dadurch werden organische Stoffe und zugleich Schadstoffe, die positiv geladen sind, .angezogen. Die Schadstoffe wandern somit in das Kristallgitter und werden zusammen mit dem Zeolith aus dem Körper gefahrlos ausgeschieden. Ein weiterer positiver Nebeneffekt ist zudem, dass durch den Ionenaustausch unter anderem Schwermetalle und radioaktive Elemente ebenfalls gebunden und aus dem Körper hinausbefördert werden.

Laut Karl Hecht, Professor für experimentelle und klinisch pathologische Physiologie schrieb in seinem Buch, dass ein Ionenaustausch von Zeolith besser vonstattengeht, wenn er in einem sauren Milieu erfolgt. Dadurch kann das Silicium sich auch besser an dem Austausch beteiligen und es kann kolloidales Silicium gebildet werden, welches in den Blutkreislauf übergeht und somit als Silicium Quelle für uns zur Verfügung steht.

Zeolith besitzt also eine sehr stark entgiftende Wirkung. So kann Erkrankungen durch Bakterien, Viren und Pilze entgegengewirkt werden. Dadurch, dass Flüssigkeit, Gase und Gifte gebunden werden, können unter anderem Blähungen und Verdauungsstörungen sowie Gonorrhö schneller behandelt werden. Wie bereits erwähnt, hilft Zeolith auch bei einem Pilzbefall. Dadurch, dass es eine pilzfeindliche Eigenschaft besitzt werden

Pilze zum einen abgetötet und zum anderen gebunden, aufgenommen und ausgeleitet. Laut ausreichenden Hinweisen aus der Medizin und Wissenschaft wurde ebenfalls bestätigt, dass Zeolith nicht nur eine entgiftende Wirkung besitzt sondern andererseits auch nicht mit langfristigen oder kurzzeitigen Folgen gerechnet werden. Es zählt somit als ein sicheres Nahrungsergänzungsmittel.

Mögliche Nebenwirkungen von Zeolith

Leider hört man immer wieder, dass Zeolith oder auch Bentonit nicht zusammen mit Medikamenten eingenommen werden darf. Generell betrifft dies alle Mineralerden, die nicht zusammen mit Hormonpräparaten wie der Antibabypille oder Schilddrüsenhormonen eingenommen werden sollen. Das liegt unter anderem daran, dass Zeolith Medikamente bindet. Diese Aussage trifft insoweit zu, dass Zeolith nun mal Stoffe bindet und deshalb zwischen der Einnahme eines Medikamentes und dem Ergänzungsmittel rund 32 Stunden liegen sollten. Sollte diese Zeit unterschritten werden, kann die Wirkung des Medikamentes eingeschränkt werden. Doch mit dem einhalten der Wartezeit werden keine Probleme bei der Einnahme von Zeolith bestehen.

Ebenso sollte strikt darauf geachtet werden, dass wir Zeolith immer mit viel Flüssigkeit, am besten mit Wasser, zu uns nehmen. Das liegt daran, dass dieses feine Pulver sonst verklumpt und körpereigenes Gewebewasser an sich zieht. Dadurch kann es zu einer Dehydrierung kommen. Im Idealfall wird zu jedem Teelöffel Zeolith 350 – 400 ml Wasser getrunken, sowie rund 30 ml Wasser pro 60 g Körpergewicht. Also rund 1,5 – 2 L <u>zusätzlich</u>. Doch neben Wasser können wir auch Kräutertees

oder Gemüsesäfte trinken. Anders sieht
es allerdings bei Kaffee, Schwarztee
oder unverdünnten Säften oder
Smoothies aus. Hier müssen wir die
Menge der Flüssigkeit sogar halbieren
und statt die getrunkenen 500 ml auf 250
ml runter rechnen, da diese Getränke die
Wirkung haben, dass sie unserem
Körper zusätzlich Flüssigkeit entziehen.
Ebenso zählt diese Regel für
verschiedene Pflanzenmilchsorten wie
Reis-, Hafer- und Sojamilch.

Natürliche Bakterie: Probiotika

Auch diese beiden Ergänzer sollten
erwähnt werden. Unser Körper ist sehr
komplex und viele Mechanismen greifen
nur ineinander, wenn alle Systeme
funktionieren. So bringen also
verschiedene Lebensmittel,
Medikamente und Nahrungsergänzungs-

mittel nichts, wenn unser Körper sie nicht verarbeiten kann. Und diese Verarbeitung geschieht in unserem Magen und vor allem in unserem Darm. Damit entsprechend verschiedene Nährstoffe also ihre Wirkung entfalten können, ist eine gesunde Darmflora von Vorteil.

Für einen gesunden Darm spricht zudem auch, dass verschiedene Darmbakterien uns vor Krankheiten schützen, Nahrungsbestandteile verwertet werden und unser Immunsystem zusätzlich unterstützen. Hier kommen wir auch wieder zu dem wichtigen Vitamin K, welches wir in unserem Darm produzieren. Allerdings können Stress, Alkohol, Medikamente und verschiedene, ungesunde, Lebensmittel unsere Darmflora stören und sie in ein Ungleichgewicht bringen. Das hat oft zur Folge, dass wir ernsthaft krank werden. Um also unserem Darm, und somit auch unserem gesamten Körper etwas Gutes zu tun, ist es oft sinnvoll Probiotika zu

uns zu nehmen, die es auch in
Kapselform gibt.
Dabei unterscheiden wir in drei
Kategorien:

Probiotika

Diese Milchsäurebakterien finden wir vor
allem in Joghurts oder anderen
milchsauren Produkten vor. Das
Problem ist allerdings, dass diese
Bakterien häufig die Magensäure nicht
überleben. Daher werden oft extra
gezüchtete Probiotika beigesetzt, die
unser Verdauungssystem unbeschadet
passieren und in unserem Darm landen
können.

Präbiotika

Dies sind Lebensmittel, die nicht aus
milchsauren Produkten bestehen,
sondern aus unverdaulichen
Lebensmitteln mit einem hohen
Ballaststoffgehalt. Darunter fallen z. B.

Artischocken, Chicorée, Zwiebeln, Pastinaken oder Schwarzwurzeln. Besonders wichtige Präbiotika sind Inulin und Oligofructose. Diese Inhaltsstoffe erreichen den Darm und dienen dort den Probiotika als Nahrung, sofern dort bereits eine gesunde Darmflora besteht.

Symbiotika

Hierbei handelt es um eine Kombination aus Pro,- und Präbiotika. Dabei unterstützen sich beide Wirkstoffe gegenseitig, um dadurch einen komplett neuen Kulturstamm – die Symbiotika - aufzubauen.

Ein Ausflug in die Darmflora

In der heutigen Zeit entwickeln wir ein immer besseres Bewusstsein für unseren Körper und welche Auswirkungen Lebensmittel auf unsere Gesundheit haben. Allerdings erkennen wir weniger oder eher selten, welche Auswirkungen aber besagte Lebensmittel auf unsere Darmflora haben. Wir wissen zwar, dass ein Steak sich auf unser Gewicht auswirken kann, aber nicht, inwieweit unser restlicher Körper damit zurechtkommt, da neben den wichtigen Nährstoffen auch viele Abfallprodukte daraus entstehen. Besonders schwere, fettige und kalorienhaltige Lebensmittel schlagen uns nicht nur auf den Magen, sondern auch auf unseren Darm.

Hier leben rund 70 Prozent unserer Immunabwehrzellen und besiedeln die Schleimhaut. Dieser Bereich wird auch

Mucus, also Schleim, genannt, in denen diese Zellen sitzen. Allerdings benötigen diese Bakterien auch Nährstoffe, die sie in der Regel durch verschiedene Lebensmittel erhalten. Allerdings kann es auch passieren, dass diese Bakterien, bei falscher Ernährung, beginnen Löcher in die eigene Schleimhaut zu fressen. Dadurch werden wir anfälliger für verschiedene Krankheiten oder es kann sogar zu bleibenden Schäden führen wie chronische Entzündungen des Darms oder ein erhöhtes Risiko für Darmkrebs und Leberzirrhose.
Durch die Einnahme von Antibiotika oder Alkohol werden diese Bakterien, die uns eigentlich rundum schützen sollen, zerstört. Daher ist es für uns von immenser Bedeutung darauf zu achten, dass unsere Darmflora in einem gesunden Gleichgewicht bleibt.

Nachwort

Jeder von uns sollte immer auf eine ausgeglichene Balance achten und sich genauer anschauen, ob und wo ein Mangel vorherrschen könnte. Ebenso müssen wir verschiedene Faktoren miteinbeziehen, ob wir überhaupt ein Ergänzungsmittel zusätzlich einnehmen dürfen oder ob es uns sogar schaden kann. Hier ist ein feines Fingerspitzengefühl wichtig: Wir sollten auf unseren Körper hören, aber die medizinische Wirkung der verschiedenen Nährstoffe nicht außeracht lassen.

Grundsätzlich ist die Einnahme von frei erhältlichen Nahrungsergänzungsmitteln kein Problem und wir können dabei auch wenig falsch machen. Dennoch sollten wir achtsam sein, wenn es um Metalle, wie Zink oder Magnesium geht. Diese können in überhöhten Dosen sogar toxisch oder gar tödlich wirken.

Außerdem ist es ratsam immer mit der geringsten Dosierung zu beginnen oder Rücksprache mit seinem Arzt zu halten, da wir auch nicht vergessen dürfen, dass jedes Gramm an Nährstoffen in der Lage ist, Medikamente außer Kraft zu setzen.

Haftungsausschluss

Der Inhalt dieses Buches wurde mit großer Sorgfalt geprüft und erstellt: Für die Vollständigkeit, Richtigkeit und Aktualität der Inhalte kann jedoch keine Garantie oder Gewähr übernommen werden. Der Inhalt dieses Buches repräsentiert die persönlichen Erfahrungen und Meinung der Autorin und dient nur dem Unterhaltungszweck. Der Inhalt sollte nicht mit medizinischer Hilfe oder Beratung verwechselt werden. Es wird keine juristische Verantwortung oder Haftung für evtl. Schäden übernommen, die durch kontra- produktive Ausübung oder durch Fehler des Lesers entstehen. Es kann auch keine Garantie für den Erfolg übernommen werden. Die Autorin übernimmt daher keine Verantwortung für das Nicht-Erreichen der im Buch beschriebenen Ziele. Dieses Buch enthält Links zu anderen Webseiten. Auf den Inhalt dieser Webseiten haben wir keinen Einfluss. Deshalb kann auf diesen Inhalt auch keine Gewähr übernommen werden. Die verlinkten Seiten wurden zum Zeitpunkt der Verlinkung auf mögliche Rechtsverstöße überprüft. Für die Inhalte

der verlinkten Seiten ist jedoch der jeweilige
Anbieter oder Betreiber der Seiten
verantwortlich. Rechtswidrige Inhalte
konnten zum Zeitpunkt der Verlinkung nicht
festgestellt werden.
Der Autor übernimmt zu keinem Zeitpunkt
medizinische oder homöopathische
Verantwortung. Die in diesem Buch
gegebenen Hinweise und Ratschläge
ersetzen in keinem Fall den Gang zum Arzt
oder Heilpraktiker.

Impressum